# PETIT

# FORMULAIRE MÉDICAL

CONTENANT

## TOUTES LES FORMULES

QUI EMPRUNTENT QUELQUES-UNS DE LEURS PRINCIPES
AUX DÉRIVÉS DES GOUDRONS MINÉRAL ET VÉGÉTAL

TELS QUE

ABIÉTINE, ACIDES PHÉNIQUE, PICRIQUE, ANILINE, LEUKOL,
NAPHTALIDAME, NAPHTALINE, PHÉNATES, SULFONAPHTALATES,
PICRATE D'ANILINE, ETC.

PAR

## L. PARISEL,

Pharmacien de 1<sup>re</sup> classe, Lauréat de l'Ecole supérieure de Pharmacie de Paris,
Ancien Fabricant de Produits chimiques.

PARIS,

LIBRAIRIE VICTOR MASSON,

Place de l'École de Médecine.

1864.

# ABIÉTINE [1].



Dans l'art de guérir, les résines naturelles ont été depuis les temps les plus reculés en honneur, et cet honneur est mérité. Leur emploi a surmonté toutes les vicissitudes médicales, parce qu'il est fondé sur le succès : elles vivent de la vie de tout ce qui est bon et vrai. C'est par centaines de mille qu'il faudrait compter les guérisons qui leur sont dues.

Les résines naturelles se divisent en baumes et en résines proprement dites.

Les baumes les plus employés sont ceux de tolu, de benjoin, du Pérou, le styrax ; nous y joindrons leur annexe, les baumes de copahu et de la Mecque, lesquels appartiennent aussi à la classe suivante.

Les résines proprement dites, ou *térébenthines*, découlent des conifères et des térébinthacées. Elles sont molles, limpides et balsamiques. La térébenthine, dont les dérivés sont le plus en usage en médecine, est celle qui provient de l'*abies pectinata* ou du *pinus maritima*. Ces dérivés sont :



(1) *Abies*, sapin.

1° L'essence de térébenthine employée à l'intérieur et à l'extérieur (1);
2° La térébenthine cuite. (Pilules);
3° La poix blanche. (Emplâtres);
4° La colophane. (Hémostatiques);
5° La poix noire. (Onguent de la Mère);
6° Le goudron végétal (2). (Immense consommation, eau, capsules pommade, sirop, etc.)

Toutefois, cette dernière matière n'est pas exempte de reproches. Ses titres aux préférences thérapeutiques sont discutables. Résidu plus ou moins impur d'une combustion grossièrement conduite, d'une espèce de distillation *per descensum* faite dans les bois, est-ce là ce médicament épuré qu'on désirerait pour restaurer des gosiers raffinés, des poitrines affaiblies et délicates ?

On sait qu'on l'obtient en brûlant, dans de grandes fosses, des branches et des copeaux de pin ou de sapin. Ce travail est confié aux mains ignorantes d'ouvriers de la campagne. Toute pensée de soins intentionnels et d'expérience pharmaceutique est étrangère à cette production. On fait tout à la fois le goudron destiné à graisser l'extérieur des navires et celui qui doit fortifier l'estomac des poitrinaires.

Tel est le médicament que nous employons tous les jours, et malgré sa production impure, il rend les plus grands services aux souffrances de l'humanité.

Épurer, améliorer ce médicament, l'isoler de son alliage impur, atténuer le désagrément de sa saveur, tel a été depuis longtemps l'objet de nos recherches persévérantes. Appliqué à l'étude de tous les goudrons, nous cherchions la manipulation dont le produit répondît le mieux aux desiderata de la médecine. Une circonstance fortuite et favorable nous permit de faire passer notre programme de la théorie à la pratique.

---

(1) La médecine anglaise en fait une grande consommation.
(2) πιττα de Théophraste, πισσα αρια de Dioscorides, *pix liquida* de Pline.

Chargé d'une mission chimique dans la Gironde, auprès des vastes forêts de pins qui s'étendent de Bordeaux à Bayonne, il nous fut facile d'opérer en pleines *pinadas*. En se promenant sous ces ombrages résineux, chauffés par le soleil du midi, on sent ses organes respiratoires pénétrés agréablement des effluves balsamiques qui parfument et saturent l'atmosphère. Une incision faite aux arbres ouvre une source d'une térébenthine limpide, extrêmement odorante, mais qui, par son exposition à l'air, perd de jour en jour ses précieuses qualités natives. Dans les bois taillés par les bûcherons, les surfaces fraîchement coupées se constellent de gouttes résineuses, brillantes comme la plus belle opale ou comme des perles légèrement ambrées.

Ces fragments ligneux, ainsi que les bourgeons, distillés sur place avec de l'eau pure puisée dans le sol siliceux des Landes, nous donnèrent un produit nouveau, un hydrolé d'une suavité incomparable, d'une saveur douce et pénétrante, d'une facile digestion. Telle est l'ABIÉTINE (1).

Nous présentâmes l'abiétine aux essais de la médecine, comme remplaçant l'eau de goudron, tout en se consommant comme elle, seule ou mêlée au vin. Le succès a répondu à mon attente. Au moment où nous rédigeons cet historique de l'abiétine, plus de 500 bouteilles ont été absorbées, et les personnes qui en font usage se félicitent du succédané nouveau et le substituent à l'eau de goudron sans regret.

En effet, tous les principes actifs des résines sont volatils. Donc, tous sont entraînés par la distillation. Son résidu est inerte, inodore, insipide.

Cette opération qui saisit la térébenthine à l'état nais-

---

(1) Nous avons adopté cette dénomination commerciale, d'abord parce que le nom technique et exact eût été trop long, ensuite ce mot est la seule propriété exclusive à laquelle nous tenions, laissant le procédé dans le domaine public.

sant, dans sa gangue vivante, avant toutes ses déperdi-
tions, opérant brusquement le départ des principes actifs, ne pouvait manquer de produire un excellent résul-
tat. L'abiétine diffère du goudron comme une eau de rose
diffère de la décoction de roses.

Liqueur hygiénique, l'abiétine exerce une influence
atmiatrique que nous devons signaler tout particu-
lièrement à l'attention des praticiens. Quand on songe
que 2,800 litres d'air sont tamisés par les poumons
d'un adulte toutes les vingt-quatre heures, on comprend
l'heureuse influence qu'exerce sur cet organe, siége de tant
de maladies, un air légèrement abiéto-balsamique. Si un
miasme fétide dépose sur les mailles du poumon des
germes d'altérations, par la même cause, un miasme
hygiénique de goudron préserve le tissu, le raffermit,
paralyse les mauvais germes, cicatrise les plaies nais-
santes et enveloppe l'organe d'une atmosphère conser-
vatrice et tonifiante (1).

Nous terminerons cette étude en signalant l'introduc-
tion en thérapeutique d'une pratique aussi rationnelle
que féconde en heureux résultats, c'est celle qui consiste
à puiser, aussi près de leur source naturelle que possible, les matières employées comme médicaments. Ces

---

(1) Aux bains de mer d'Arcachon, ceux des baigneurs dont la poitrine est malade se logent dans la forêt de pins qui entoure la ville.
Là, ils éprouvent la plus heureuse influence de la respiration de l'air
résineux qui les environne.

Nous citerons à cette occasion l'établissement du Martouret, près
de Die (Drôme), où les maladies sont exclusivement traitées par les
fumigations résineuses.

Les matières résineuses avaient une large place dans l'embau-
mement des anciens et les momifications égyptiennes. L'acide phénique, un des principes essentiels du goudron, conserve merveilleuse-
ment toutes les substances animales.

On a remarqué tout récemment que l'eau distillée de copahu avait
les mêmes propriétés que cette térébenthine elle-même.

derniers en acquièrent évidemment un puissant degré dynamique. Ainsi, les sirops les plus actifs sont ceux qui peuvent être préparés avec les sucs des plantes fraîches. Dans les teintures, nous citerons celle de colchique faite avec les fleurs fraîches et les bulbes frais. La meilleure poudre de belladone est celle de la racine employée au moment le plus rapproché de celui où elle vient d'être arrachée.

En faisant notre hydraté résineux au pied même des arbres résineux, au moment où la résine arrive aux surfaces extérieures, nous avons ajouté un exemple de plus à ceux que nous venons de citer, d'un médicament augmentant de vertus à mesure qu'on se rapproche de sa source.

Usage. — Sous ce rapport, elle peut se comparer à ces eaux minérales dont on fait usage chez soi. Pendant plusieurs mois, soit seule, à grands verres, soit pour mouiller le vin. Du reste, elle s'emploie en tous points comme l'ancienne eau de goudron elle-même.

# DÉRIVES



## DES

# GOUDRONS

---

**Petit formulaire médical ou réunion des formules connues et essayées; ayant les dérivés des goudrons pour principale base active.**

Nous n'apprendrons rien de nouveau à nos lecteurs, médecins ou pharmaciens, en leur disant que ce petit formulaire procède des deux propositions suivantes :

1° Beaucoup de maladies attendent encore leur spécifique. La recherche des spécifiques est donc constamment à l'ordre du jour ;

2° Les dérivés des goudrons, minéral et végétal, modificateurs énergiques de l'organisme vivant, tendent à agrandir chaque jour la place déjà considérable qu'ils ont conquise en thérapeutique. Leur nombre s'accroît d'année en année. Quelques-uns ont révolutionné l'art de la teinture. Pourquoi ne pourrait-on pas espérer une heureuse révolution dans l'art de guérir. Déjà deux ou trois principes, extraits des huiles légères du coaltar ont été trouvés presque identiques à la quinine et à la morphine sous le rapport chimique ; cette similitude s'arrêterait-elle aux frontières de la médecine, tout ne fait-il pas pressentir que les nouveaux alcaloïdes artificiels nous préparent des faits nouveaux du plus haut intérêt. Leur activité physiologique est incontestable, plusieurs sont de violents poisons.

Le besoin d'un essai de formulaire devenait de plus en plus pressant, soit pour utiliser les faits déjà acquis, soit pour ouvrir les voies aux applications nouvelles. Il fallait réunir, suivant un ordre quelconque, méthodique autant que possible, les diverses formules éparses dans les nombreux journaux de médecine de France et de l'étranger.

Plus tard, à mesure que les faits nouveaux s'ajouteront aux faits anciens, une main plus autorisée élèvera à cette nouvelle pharmacodynamie un monument moins incomplet. Fournir des matériaux à cette œuvre d'un avenir prochain est la seule ambition de notre travail actuel. Nous y avons été portés par une attraction puissante, l'étude des dérivés du goudron ayant été l'occupation dominante de notre vie très-occupée.

## BLENNORRHAGIES SIMPLES ET AIGUES.

### USAGE INTERNE.

*Capsules anti-blennorrhagiques.*

Pr. Huile lourde de térébenthine.............. 90
    Acide phénique........................... 10

Mêlez. Pour enfermer dans capsules gélatineuses, contenant 50 centigrammes de liquide (1).

Usage et doses. — 3 par jour en commençant : augmenter progressivement jusqu'au maximum de 12 par jour.

Autre formule :

Goudron végétal.................,........ P. E.
B. Copahu............................... P. E.

Mêlez. Pour capsules de 50 à 80 centigrammes.

Usage et dose. — Comme ci-dessus.

N.-B. — Les capsules de goudron pur sont également

---

(1) On trouvera dans la 1re année pharmaceutique, les détails techniques de la fabrication des capsules gélatineuses.

employées dans les cas de blennorrhagie et dans diverses asthénies.

*Opiat antiblennorrhagique.*

Pr. Carbonate de fer...................... 50 gr.
Poivre cubèbe........................ 60
Acide phénique...................... 10
Copahu.............................. 50

Mêlez pour faire une pâte molle.

Dose et usage. — Gros comme une noisette, deux fois, puis trois fois par jour.

Envelopper dans des pains azymes, ou rouler en bols ou pilules.

Préférable pour les blennorrhagies simples.

*Potion de choppart modifié (1).*

Pr. Copahu................................ 60
Alcool.............................. 30
Sirop de goudron.................... 60
Eau de goudron...................... 150
Alcool nitrique..................... 10

Mêlez.

Si on voulait lier le copahu aux liquides aqueux par un mélange, il faudrait supprimer l'alcool et employer 15 grammes de gomme arabique pulvérisée.

Usage et dose. — Trois à six cuillerées à soupe par jour.

L'odeur et la saveur du copahu sont presque complétement effacées par le goudron.

### INJECTIONS.

#### USAGE EXTERNE.

Pr. Phénate de zinc...................... 5
Laudanum........................... 1
Eau de goudron..................... 150

Mêlez.

Usage et dose. — Deux à trois injections par jour.

---

(1) Cette formule, proposée par nous, a été adoptée pour le Codex.

L'employer pur ou additionné d'eau, selon la sensibilité du canal de l'urèthre.

Le phénate de zinc est bien supérieur comme astringent au sulfate de zinc, dont il n'a pas la crudité irritante. On peut remplacer le phénate par le sulfo-naphtalate de la même base.

#### Autre.

| | |
|---|---|
| Acide phénique.................................... | 5 |
| Tannin............................................ | 2 |
| Laudanum......................................... | 1 |
| Eau............................................... | 150 |

Mêlez.

Préférable dans la période aiguë.

USAGE ET DOSE. — Comme la précédente.

#### BRONCHITES, ASTHMES.

##### Looch naphtaliné.

| | |
|---|---|
| Pr. Looch blanc du Codex..................... | 150 |
| Naphtaline blanche....................... | 1,50 à 2 |

La naphtaline est triturée avec la gomme et le sucre. Le tout s'émulsionne ensemble.

USAGE ET DOSE. — Pour l'enfance, 50 centigrammes à 1 gramme. On peut aller jusqu'à 3 grammes pour un homme.

##### Tablettes naphtalinées.

Faites des tablettes de 1 gramme, contenant 10 centigrammes de napthtaline.

USAGE ET DOSE. — Une tablette par heure favorise l'expectoration.

##### Cigarettes de naphtaline.

Se préparent comme les cigarettes de camphre.

Pour toutes ces préparations, la naphtaline, après avoir été purifiée par sublimation, est soumise à une dernière purification par l'alcool. En mêlant à l'alcool une essence quelconque on la parfume à volonté.

Toutes ces préparations sont employées en outre dans diverses affections de la poitrine, plaies et suppurations pulmonaires, ainsi que dans la phthisie commençante.

## CANCERS.

### TRAITEMENT EXTERNE.

```
Pr. Phénate de zinc........................    3
    Scille pulvérisée........................    1
    Belladone pulvérisée....................  1/2
    Tannin.................................    2
    Stéarine...............................   10
```

Pour faire une pâte.

USAGE ET DOSE. — Applications sous forme d'épithème deux fois par vingt-quatre heures.

### TRAITEMENT INTERNE.

#### *Pilules phéniquées.*

```
Pr. Phénate de fer........................    5
    Tannin ... ...........................    5
    Opium pulvérisé.......................    2
    Extrait de belladone..................    1
    Savon médicinal...................... Q. S.
```

Pour des pilules de 20 centigrammes.

USAGE ET DOSE. — Une le matin, une le soir en commençant. Augmenter cette dose jusqu'à six pilules par jour.

#### *Autres.*

```
Phénate de fer........................    5
Kermès................................    3
Extrait de belladone..................    1
Excipient........................... Q. S.
```

Pour pilules de 20 centigrammes.

USAGE ET DOSE. — Comme ci-dessus pour la période commençante.

## CATARRHES DE LA VESSIE.

### TRAITEMENT EXTERNE.

#### *Injections.*

Pr. Sulfo-phénate de manganèse................ 2
    Tannin ........................... 1
    Extrait de belladone................... 1
    Eau............................ 150

Mêlez.

USAGE ET DOSE. — Deux injections par jour, suivant la susceptibilité du canal, l'employer avec de l'eau en diminuant cette addition jusqu'à suppression complète.

### TRAITEMENT INTERNE.

#### *Pilules.*

Pr. Tannin ........................... 5
    Extrait de belladone................... 2
    Naphtaline.......................... 2
    Térébenthine....................... 5
    Savon médicinal.................. Q. S.

## CÉPHALALGIE.

#### *Pilules.*

Pr. Phénate de quinine................... 1
    Extrait de valériane.................. 2
    Excipient...................... Q. S.

Pour pilules argentées de 20 centigrammes.

USAGE ET DOSE. — Une le matin, une le soir avec infusion de camomille après chaque pilule.

#### *Autres.*

    Picrate d'aniline.................... 5
    Extrait de valériane.................. 10
    Excipient......................... 5

Pour faire une pilule.

USAGE ET DOSE.— Le soir, en se couchant, une seule pilule, suivie d'une verrée d'infusion de tilleul.

USAGE EXTERNE.

## Eau sédative naphtalinée.

Pr. Ammoniaque... ................................30
    Alcool naphtaliné.............................30
    Eau ......................................200
    Sel de cuisine.............................20

Mêlez.

USAGE ET DOSE. — Compresses sur le front et sur les tempes.

CHANCRES.

USAGE EXTERNE.

Acide phénique............................ 6
    Glycérine.................................100
    Vin aromatique...........................100

Mêlez.

Pour lavage et application de charpie.

USAGE ET DOSE. — Imbibé avec ce mélange il déterge et cicatrise promptement. Faire concorder le traitement interne suivant.

USAGE INTERNE.

## Pilules.

Phénate de mercure .......................0,05
    Hydriodate d'aniline....................0,05
    Gomme....................................Q. S.
    Sirop....................................Q. S.

Pour 1 pilule gélatinisée de 20 cent.

USAGE ET DOSE. — 1 le matin, 1 le soir. Augmenter lentement jusqu'à 5 par jour.

CHLOROSE.

Phénate de fer........................... 0,10
    Hydriodate de leukol................... 0,05
    Savon médicinal........................ Q. S.

Pour pilules de 20 centigr.

Usage et dose. — 2 le matin, 2 le soir, en augmentant jusqu'à 6 par jour.

### *Vin anti-chlorotique.*

Phospho-naphtalate de fer..................... 20 gr.
Tartrate de soude............................. 40
Sirop de lactate de fer....................... 50
Alcool de fenouil............................. 20 gouttes.
Vin blanc..................................... 1 litre.

Mêlez.

Usage et dose. — 1 cuillerée le matin, 1 le soir, dans un verre d'eau. Augmenter progressivement la dose.

### CHORÉE.

#### *Solution.*

Sulfate d'aniline............................. 0,05
Eau acidulée par l'acide sulfurique........... 30
Sirop de goudron.............................. 30

Mêlez.

Usage et dose. — 3 cuillerées à café par jour.

(Docteur Tumbell. *Bull. de thérap.*, *15 févr. 1862.*)

Observations. — Beaucoup de guérisons ont été obtenues après essai infructueux de tous les autres remèdes ordinaires. — Pendant le traitement, les lèvres des malades deviennent bleues; cela provient d'une oxydation de l'aniline dans le sang.

Succès constatés dans la danse de Saint-Guy, plusieurs cas d'épilepsie et diverses affections nerveuses.

A plus forte dose l'aniline est un poison violent.

### CONTUSIONS; FOULURES.

Alcool naphtaliné........................ Q. S.

On fait en saturant de naphtaline l'alcool marquant 84 degrés.

On prépare encore pour le même usage un alcool naphtaliné camphré.

Usage. — Frictions, compresses.

## DARTRES ET AUTRES AFFECTIONS DE LA PEAU

### Tels que démangeaisons, prurit, eczéma.

#### TRAITEMENT EXTERNE.

##### *Pommade.*

Phénate de mercure...................................... 2
Hydriodate de naphtalidame........................ 2
Axonge.......................................................... 30

Mêlez.

##### *Autre.*

Sulfhydrate de naphtalidame................... 2
Sulfure d'antimoine................................. 2
Axonge...................................................... 30

USAGE.—Frictions.

##### *Eau phéniquée pour lotion.*

Acide phosphorique 45°........................... 2
— phénique............................... 3
Eau........................................................... 250

USAGE.—Principalement pour le prurit et les *déman-geaisons. Lotions et compresses.*

#### TRAITEMENT INTERNE.

Iodhydrate de naphtalidame... 0,05
Excipient....... ............... Q. S.

Pour pilules de 15 à 20 centig.

USAGE ET DOSE.—Trois par jour.

## DIARRHÉE, DYSSENTERIE.

##### *Lavement.*

Naphtaline.............................................. 20
Térébenthine coulante............................ 30
Jaunes d'œuf............................................ 2
Eau tiède................................................. 300

##### *Pilules.*

Phospho-phénate de chaux...................... 0,10
Picrate de morphine................................ 0,05
Excipient................................................. 0,05

Pour 1 pilule.

Usage et dose.—Pour les adultes seulement, 1 le matin, 1 le soir; augmenter la dose jusqu'à 6 par jour.

Autre pour les enfants.

> Phospho-phénate de chaux............... 10
> Extrait de pavots........................ 05
> Excipient............................... 05

Pour 1 pilule.

Usage et dose.—1 le matin, 1 le soir, suivant l'âge; augmenter lentement.

## ENGELURES.

### *Pommade phéniquée.*

> Pr. Axonge............................ 30
> Acide phénique....................... 5

Mêlez.

Usage et dose.—Frictions et embrocations.

### *Autre.*

> Pr. Axonge........................... 30
> Acide sulfonaphtalique............... 5

Mêlez.

Usage et dose.—Comme ci-dessus.

### *Autre.*

> Pr. Stéarine.......................... 30
> Binitro-naphtaline.................... 5

Usage et dose.—Préférable pour les engelures non ulcérées.

## ÉPHÉLIDES.

### USAGE EXTERNE.

### *Solution.*

> Pr. Naphtaline...................... 1 gr.
> Bi-phénate de mercure............... 1 centig.
> Teinture de benjoin................. 10
> Alcool de citron composé............ 200

Mêlez.

Usage et dose.—Une cuillerée à soupe dans un verre d'eau froide; lotions tous les matins et soirs.

### FIÈVRES INTERMITTENTES.

#### *Pilules.*

| | |
|---|---|
| Picrate de quinine...................... | 0,10 |
| Acide picrique cristallisé............... | 0,05 |
| Opium................................. | 0,02 |
| Excipient............................. | Q. S. |

Pour 1 pilule argentée.

Usage et dose.—2 le matin, 2 le soir pour un adulte.

### FIÈVRES TYPHOIDES.

#### *Potion révulsive.*

| | |
|---|---|
| Pr. Hydrochlorate d'aniline................. | 1 gr. |
| Alcoolat de mélisse...................... | 30 |
| Infusion de thé......................... | 200 |
| Sirop de chicorées composé............... | 50 |

Mêlez.

Usage et dose.—Par cuillerées à soupe d'heure en heure pour un adulte, et par cuillerées à café pour un enfant de 5 à 12 ans, suivant la force du tempérament et l'avancement de la maladie.

#### *Lavement.*

Mêlez.

| | |
|---|---|
| Nitrate de naphtalidame.................. | 5 gr. |
| Jaune d'œuf............................. | 2 |
| Sulfo-naphtalate de soude............... | 25 gr. |
| Décocté d'écorces de saule............... | 300 |

Mêlez.

Le nitrate s'allie au décocté à l'aide du mucilage de jaune d'œuf.

Usage et dose.—1 ou 2 par jour, matin et soir, suivant l'âge et l'intensité de la maladie.

#### *Autre (période algide).*

| | |
|---|---|
| Acide phénique......................... | 5 gr. |
| Nitrobenzine........................... | 2 |

Jaune d'œuf...........................................

Décocté d'écorces de saule................ 300

**Mêlez suivant l'art.**

Usage et dose.—2 par jour.

### Embrocations.

Pr. Acide phénique......................... 10 gr.

Alcool d'arnica............................ 50

Farine de lin............................. 500

**Mêlez.**

Usage et dose.— Applications à nu sur l'intérieur des cuisses jusqu'à rubéfaction et douleur. Puis provoquer la transpiration.

### GALE.

### Eau phéniquée.

Pr. Acide phénique......................... 30 gr.

Eau.................................... 1000

**Mêlez.**

Usage et dose.—Lavage, trois fois par jour. Guérison prompte et radicale, 1 à 2 jours suffisent.

### Pommade naphtalinée.

Pr. Naphtaline brute........................ 10 gr.

Axonge ................................. 50

**Mêlez.**

**Pour frictions.**

### GOUTTE, RHUMATISMES.

#### USAGE INTERNE.

### Pilules.

Phénate de leucol.......................... 0 10

Savon médicinal........................... 0 05

Magnésie................................. 0 05

**Pour une pilule.**

Usage et dose. — 3 par jour d'abord : augmenter progressivement par chaque jour de traitement.

### *Boisson.*

```
Pr. Phénate d'ammoniaque.....................   10
    Picrate de vératrine.......................    1
    Alcool de mélisse.........................  400
```

**Mêlez.**

Usage et dose.—Une cuillerée à soupe dans un verre d'eau sucrée tous les matins.

### *Usage externe. Liniment.*

```
Acide phénique..........................   30 gr.
  —   oléique...........................   30
Huile lourde de résine.................   60
Morphine...............................    1
```

Mêlez. Dissoudre d'abord la morphine dans l'acide oléique.

Usage et dose.— Pour frictions de temps en temps.

### HÉMORRHOIDES.

*Usage interne. Cicatrisation. Topique caustique. Lotions.*

```
Pr. Phénate de potasse....................  }
    Sulfate d'alumine......................  }  P. E.
```

Dose et usage.—Mêlez pour faire une poudre caustique, utile pour l'ablation des tumeurs trop développées.

Dans les hémorrhoïdes commençantes, bains de siége ou lotions avec l'eau phéniquée au centième.

### ICTÈRES.

```
Pr. Sulfonaphtalate de soude......... ...   10 centig.
    Phénate de toluidine................    5
    Savon amygdalin.....................  Q. S.
```

Dose et usage.—Pour une pilule. Une le matin et le soir. Augmenter la dose jusqu'à six; adjuvants : Petit lait et jus d'herbes alternés chaque jour.

## INCONTINENCE D'URINE.

Pr. Naphtaline cristallisée.................... 8 gr.
   Seigle ergoté pulvérisé................... 1
   Extrait de belladone...................... 1
   Fleurs de zinc........................... 0    50 centig.

**F. L. A.** des pilules de 25 centig.

Dose et usage.— 3 pilules matin et soir. — Boisson : eau de goudron avec vin de Bordeaux.

## NÉVRALGIES PARTICULIÈRES.

Usage externe.—Quelques douleurs névralgiques sont enlevées en caustifiant la peau avec l'acide phénique pur, concentré. Il y a brûlure de la peau, cloques et autres formes des vésicatoires volants ordinaires.

## OZÈNE.

*Usage externe. Topique.*

Pr. Acide phénique...................... 1 gr.
   Axonge ................................ 30

Usage et dose. — Enduire avec cette pommade des mêches qu'on enfonce aussi avant que possible dans la narine affectée. On les laisse le plus qu'on peut. Le traitement doit durer de trois à quatre semaines.

Si le malade a de la peine à tolérer l'acide phénique, on peut le remplacer par le phénate de chaux et aromatiser la pommade avec de l'essence de mirbane ou d'anis.

Pour l'usage interne, les tablettes de naphtaline et l'abiétine pour boisson accompagnent heureusement l'usage de la pommade phéniquée.

## ODONTALGIE.

*Topique.*

Usage externe. — Application d'un petit tampon de

coton imbibé d'acide phénique cristallisable sur le siége de la douleur. Cette application fait l'effet du fer rouge ; l'acide phénique cautérise le nerf dentaire. La douleur est vive, mais rapide.

### *Autre topique.*

Pr. Acide phénique cristallisable.. ............... 1
    Chloroforme................................... 3

USAGE EXTERNE.—Mêlez pour appliquer comme ci-dessus.

Peu de douleurs de dents résistent à l'un de ces deux odontalgiques.

### *Autre topique.*

Pr. Naphtaline ................................. 1
    Chloroforme.............................. Q. S.

Faites dissoudre.

USAGE.—Introduire dans le conduit auditif des tampons de coton imbibés de ce topique.

### PHTHISIE COMMENÇANTE.

#### *Pilules.*

##### USAGE INTERNE.

Pr. Naphtaline ........................: ...... 10
    Phénate de fer........................... 10
    Poudre de colophane.................... 10
    Conserve de roses..................... Q. S

Pour des pilules de 20 centig.

USAGE ET DOSE. — Une le soir et une le matin, avec progression lente.

BOISSON.—Abiétine, eau de goudron. On peut prescrire en même temps les tablettes de bourgeons de sapin du Nord, ainsi que des fumigations naphtalinées.

## PLAIES SUPPURANTES, ULCÈRES.

### *Poudre.*

Pr. Acide phénique........................... 1
Carbonate de magnésie.................... 3
Farine de blé.............................. 20

Faites un mélange de l'acide et du carbonate de magnésie. Mêlez peu à peu la farine.

Cicatrise et neutralise les mauvaises odeurs.

## PNEUMONIE, DYSPNÉES.

Pr. Essence de térébenthine..... ............ 100
Benjoin................................... 10
Naphtaline................................ 5
Alcool légèrement éthéré................. 100

Pour fumigations avec l'inhalateur.

## PITYRIASIS.

Pr. Savon de carapa...................... 10
Alcool à 22°............................ 40
Essence de mirbane.................. 1 goutte.

Mêlez pour lotions quotidiennes.

### *Pommade.*

Pr. Acide phénique....................... 50 centig.
Extrait d'écorce de pin................ 1 gr.
Axonge................................ 30
Essence de mirbane................. 1 goutte.

M. S. A. pour pommade.

## SCROFULES.

### *Pommade.*

#### USAGE EXTERNE.

Pr. Sulfate de naphtalidame.............. 1 gr.
Axonge................................ 30
Essence de mirbane................. 1 goutte.

Mêlez pour frictions.

### *Autre.*

Pr. Naphtaline .............................  1
    Soufre............................  2
    Axonge ...........................  30
    Essence de genièvre................  5 gouttes,

Mêlez pour frictions.

### SURDITÉ.

Pr. Naphtaline cristallisée................  1 gr.
    Ether .............................  Q. S.

Pour dissoudre.

Usage. —Versez une goutte dans le conduit auditif toutes les six heures.

### VERS INTESTINAUX.

Pr. Acide phénique.......................  1
    Huile d'amande......................  30
    — de ricin........................  10

Mêlez pour enfermer dans des capsules gélatineuses.

Usage et dose. —Variant suivant l'âge, en commençant par deux capsules.

## Petit formulaire des dérivés du goudron.

*Memento des maladies et des formules qui s'y appliquent.*

|  | Formules. |  | Formules |
|---|---|---|---|
| Blennorrhagies | 6 | Gale | 2 |
| Bronchite, asthme | 3 | Goutte, rhumatismes | 3 |
| Cancers | 3 | Hémorrhoïdes | 1 |
| Catarrhes de la vessie | 2 | Ictère | 1 |
| Céphalalgie | 3 | Incontinence d'urine | 1 |
| Chancres, syphilis | 2 | Névralgies | 1 |
| Chlorose | 2 | Odontalgie | 3 |
| Chorée | 1 | Ozène | 2 |
| Contusions, foulures | 2 | Phthisie commençante | 1 |
| Dartres, etc. | 5 | Plaies suppurantes, ulcères | 1 |
| Diarrhée, dyssenterie | 2 | Pneumonies, dyspnée | 1 |
| Engelures | 3 | Pityriasis | 2 |
| Ephélides | 1 | Scrofules | 2 |
| Fièvres intermittentes | 1 | Surdité | 1 |
| — typhoïdes | 4 | Vers intestinaux | 1 |

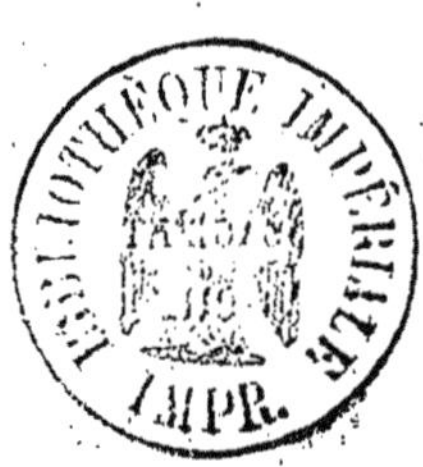



———

Paris.— Imprimerie de E. BRIÈRE, rue Saint-Honoré, 257.